Andrea Peralta Álvarez

Enriquecimiento ambiental en zoológicos

Andrea Peralta Álvarez

Enriquecimiento ambiental en zoológicos

Evaluación de las interacciones depredador y presa tras el uso de muestras fecales como estímulo sensorial

Editorial Académica Española

Imprint
Any brand names and product names mentioned in this book are subject to trademark, brand or patent protection and are trademarks or registered trademarks of their respective holders. The use of brand names, product names, common names, trade names, product descriptions etc. even without a particular marking in this work is in no way to be construed to mean that such names may be regarded as unrestricted in respect of trademark and brand protection legislation and could thus be used by anyone.

Cover image: www.ingimage.com

Publisher:
Editorial Académica Española
is a trademark of
Dodo Books Indian Ocean Ltd. and OmniScriptum S.R.L publishing group

120 High Road, East Finchley, London, N2 9ED, United Kingdom
Str. Armeneasca 28/1, office 1, Chisinau MD-2012, Republic of Moldova, Europe
Managing Directors: Ieva Konstantinova, Victoria Ursu
info@omniscriptum.com

Printed at: see last page
ISBN: 978-620-0-03555-4

Evaluación de las interacciones depredador y presa tras el uso de muestras fecales como estímulo sensorial

---

Autora

Andrea Peralta Álvarez

Directores

María Luisa Hevia Méndez

Damián Escribano Tortosa

Índice

Agradecimientos

Mi más profundo agradecimiento a mis tutores, la profesora María Luisa Hevia y Damián Escribano, por sus valiosos consejos a lo largo de este proyecto y por estar siempre dispuestos a ayudarme.

Extiendo mi gratitud a D. Ricardo Navarro, veterinario del parque Terra Natura Murcia, por acogerme bajo su tutela durante la fase experimental de este estudio y guiarme por esta fascinante especialidad de la veterinaria.

Agradezco también al parque Terra Natura Murcia por permitirme llevar a cabo este proyecto en sus instalaciones, brindándome el acceso y los recursos necesarios para su desarrollo.

Finalmente, quiero agradecer a mi familia y amigos por su constante apoyo y compañía durante estos cinco años. Su respaldo incondicional y motivación me han impulsado a esforzarme y alcanzar mi mejor versión.

1. Resumen

El bienestar animal se ha convertido en un objetivo añadido de los centros zoológicos, junto con el manejo, el alojamiento y el cuidado veterinario. Uno de los métodos más frecuentes para mejorar dicho bienestar es realizar un enriquecimiento ambiental, con el fin de fomentar los comportamientos naturales de la especie y reducir la presentación de estereotipias y otros comportamientos anormales. Entre los distintos métodos de enriquecimiento sensorial, la estimulación olfatoria es de los más sencillos de utilizar, aunque sigue siendo una técnica poco estudiada.

El presente estudio, llevado a cabo en el Parque zoológico Terra Natura Murcia, pretende comprobar la eficacia del uso de heces como enriquecimiento/estímulo sensorial, evaluando cambios en el comportamiento mediante la realización de etogramas, y midiendo los niveles de cortisol fecal en busca de una posible respuesta fisiológica de estrés. Para ello, se han elegido 6 especies animales: 3 depredadores (leones, hienas y leopardos), y 3 presas, (lémures, colobos y cercopitecos).

Se plantean dos hipótesis en esta investigación. Por un lado, en el caso de los depredadores, se postula que las muestras fecales actuarán como un enriquecimiento ambiental, aumentando los comportamientos activos. En contraste, para las presas se anticipa un efecto negativo, manifestando un incremento de comportamientos de evitación y de los niveles de cortisol fecal. Para ello, se recolectaron muestras de heces de cada grupo para introducirlas en las praderas siguiendo las relaciones entre presa y depredador. Tanto la recolección de muestras fecales como la observación de los comportamientos se llevaron a cabo antes y después de la introducción de las heces en los respectivos hábitats de las especies en estudio. Además, los distintos comportamientos se recogieron por observación focal directa de los animales durante un total de 10 minutos seguidos, realizando un etograma específico por grupos de especies (primates y felinos), y clasificando las conductas en activas, inactivas, agonísticas y estereotipias. Durante la distribución de las heces, se siguió el siguiente protocolo: se efectuó un intercambio de muestras fecales entre leones y lémures, leopardos y colobos, y hienas y cercopitecos, con la intención de poder evaluar las diferencias entre grupos de presa-depredador cercanos, como ocurre con los leopardos y los colobos, frente al resto que se encontraban más alejados.

Los resultados mostraron un incremento de los comportamientos activos en depredadores, como el olfateo, la exploración o revolcarse, frente a una disminución de los mismos en las presas. Por otro lado, los niveles de cortisol mostraron una tendencia a incrementar tras la introducción de las muestras fecales en los cobijos de las presas, mientras que no se observaron diferencias significativas en dichos niveles en el caso de los depredadores.

Entre las limitaciones de este estudio, cabe destacar el reducido tamaño de muestra (N=11 depredadores y N=14 presas), siendo insuficiente para leopardos, hienas y colobos (N=2), y cercopitecos (N=3). También destaca la no individualización de las muestras fecales, lo que nos impide comparar los niveles de cortisol entre las diferentes especies de primates.

En conclusión, el estudio etológico de estos animales salvajes en cautividad con el uso de muestras fecales como estímulo sensorial pone de manifiesto que su empleo incrementa los comportamientos naturales en los depredadores, mientras que actúa negativamente en las presas. Sin embargo, habría que repetir el estudio utilizando más individuos y muestras fecales de varias especies para evaluar si los resultados obtenidos se deben a la novedad de los olores o, en efecto, el reconocimiento olfativo de depredadores es innato, como confirman diversos estudios.

2. Introducción

La finalidad de los zoos ha evolucionado desde hace un siglo. En sus orígenes, su principal función consistía en exhibir una amplia gama de animales exóticos con el fin de entretener al público. Afortunadamente, esta perspectiva ha ido transformándose significativamente (Lara Garduño & Sánchez-Rojas, 2021).

El propósito del zoo moderno del siglo XXI se basa en 4 objetivos principales: conservación, educación, investigación y actividades lúdicas. En los últimos años, se ha discutido sobre incluir el bienestar animal como un objetivo más de estos centros (Greenwell et al., 2023). De este modo, en España surge la Ley 31/2003, de 27 de octubre, sobre la conservación de la fauna silvestre en los parques zoológicos, paralelamente al incremento del interés social en cuanto a la protección del medio ambiente y el bienestar de los animales (Guerra, 2006). Históricamente, las principales preocupaciones en cuanto al bienestar de los animales en zoológicos han incluido aspectos como los métodos de captura y manejo, las condiciones de alojamientos, el cuidado y la atención veterinaria. Una preocupación más reciente es el bienestar psicológico y el manejo del estrés (Kohn, 1994). Por consiguiente, diversos estudios, tanto en animales salvajes como en cautividad, han investigado las distintas variables sociales y medioambientales que pueden desencadenar respuestas de estrés en los individuos, a través de medidas fisiológicas no invasivas y la observación de patrones de comportamiento (Wielebnowski, 2003).

Los objetivos del enriquecimiento ambiental son variados, incluyendo el fomento de los patrones de comportamiento típicos de la especie, fortalecimiento de la capacidad para hacer frente a los desafíos, desarrollo del repertorio conductual, aumento del uso positivo del entorno y/o reducción o eliminación de patrones del comportamiento anómalo, como las estereotipias (Young, 2003). Estas estereotipias son conductas repetitivas que realiza el animal sin ninguna función aparente (G. J. Mason, 1991), o por un mal funcionamiento del sistema nervioso central (G. Mason et al., 2006). Dentro de los diversos métodos de enriquecimiento ambiental de tipo sensorial, la estimulación olfatoria es uno de los más sencillos de emplear y consiste en presentar distintos aromas en los recintos de los animales. A pesar de esto, esta técnica de enriquecimiento está poco estudiada, y su evidencia en distintas investigaciones en animales en cautiverio presenta discrepancias (Wells, 2009). En algunos casos, los olores se han usado como enriquecimiento ambiental, con el objetivo de reducir comportamientos indicativos de estrés (Pearson, 2002; Castillo-Guevara et al., 2012; Rafacz & Santymire, 2014). Sin embargo, para otros animales mantenidos en cautividad, los olores a los que pueden estar expuestos pueden resultar en estrés crónico, como ocurre a las presas que están expuestas al olor de sus depredadores naturales (Buchanan-Smith et al., 1993; Chabot et al., 1996; Barreto & Macdonald, 1999; Kolden & Schulte, 2022).

3. Objetivos

El objetivo central de este estudio radica en evaluar la respuesta de los depredadores y de las presas al uso de heces como material de estímulo sensorial. Para ello se observará si se producen cambios en el comportamiento de animales en cautiverio mediante la utilización de este estímulo olfativo, colocando muestras fecales de depredadores en estancias de presas y viceversa. Además, como objetivo secundario se evaluará si los estímulos añadidos ocasionan una posible respuesta fisiológica de estrés en los animales mediante la medición de los niveles de cortisol fecal.

4. Revisión bibliográfica

4.1. Concepto de Bienestar animal

El concepto de bienestar animal ha evolucionado a lo largo de los años. La última legislación promulgada en nuestro país, Ley 7/2023, de 28 de marzo, sobre la protección de los derechos y el bienestar de los animales, define el bienestar animal como "estado físico y mental de un animal en relación con las condiciones en que vive y muere", en los términos ya definidos por la Organización Mundial de Sanidad Animal (OMSA). De este modo, la OMSA presenta unas directrices a seguir para garantizar el bienestar de los animales terrestres, en las que incluye las "5 libertades" enunciadas en 1965:

- Ausencia de hambre, de sed y de desnutrición.
- Ausencia de temor y de angustia.
- Ausencia de molestias físicas y térmicas.
- Ausencia de dolor, de lesión y de enfermedad.
- Libertad para manifestar un comportamiento natural.

Broom (1986) define el bienestar de un individuo como su capacidad de hacer frente a las dificultades que puede encontrar en el entorno en el que habita. Posteriormente, Fraser et al. (1997), ampliaron el concepto de bienestar animal, estipulando que abarca tanto la salud física como el bienestar emocional del individuo, con ausencia de emociones negativas como miedo o dolor, y habilidad para poder desarrollar el comportamiento natural de la especie.

En la actualidad, la mayoría de los zoos se agrupan en la World Association of Zoos and Aquariums (WAZA) que ha reconocido la importancia del bienestar animal en los zoológicos. Esta asociación, creada en 1935, cuenta con un Código de Ética y Bienestar Animal, el cual defiende que todas las actividades llevadas a cabo sobre un individuo deben tener como objetivo final la conservación de la especie, sin comprometer su bienestar (Manteca & Salas, 2015a).

4.2.   El estrés en los animales e indicadores de bienestar

Como mecanismo de defensa ante un agente estresor que altere su bienestar, los animales desarrollan la denominada respuesta al estrés, que se desencadena cuando el animal se enfrenta a unas condiciones físicas o mentales que alteran su equilibrio. Se pueden diferenciar factores estresantes somáticos, como heridas, envenenamientos, hambruna, enfermedad o temperaturas extremas; y factores estresantes psicológicos, como ansiedad, miedo o frustración. Ambos tipos pueden desencadenar respuestas de estrés rápidas y extremas (estrés agudo), o bien, leves y persistentes en el tiempo (estrés crónico). En ambos casos, el hipotálamo juega un papel crucial al estimular la glándula pituitaria para producir la hormona adrenocorticotropa (ACTH), la cual estimula las glándulas adrenales para liberar glucocorticoides, como el cortisol y corticoesterona (Jordan, 2005). Saber reconocer los signos del estrés será determinante para evaluar el bienestar animal, ya que puede provocar distintas patologías como disfunción gastrointestinal, deficiencia inmunológica, cese de la actividad reproductiva o deterioro de la función cerebral (Wielebnowski, 2003).

Antiguamente, los parámetros utilizados para evaluar el bienestar de los animales en zoológicos se centraban en la longevidad y el éxito reproductivo. Sin embargo, es importante tener en cuenta la capacidad de adaptación de los mamíferos, ya que pueden sobrevivir y reproducirse durante largos periodos incluso en condiciones ambientales estresantes (Kleiman et al., 2010). En opinión de Manteca (2015), el bienestar animal se puede medir mediante el uso de indicadores objetivos. Ahora bien, debido a la naturaleza multidimensional del concepto de bienestar, un solo indicador nunca será capaz de hacer una medición completa, sino que se necesitan de varios indicadores, que se pueden agrupar en 4 categorías:

- Relacionados con el comportamiento animal: estereotipias.
- Relacionados con la apariencia del animal: condición corporal, expresión facial, o estado del pelo o plumas.
- Indicadores fisiológicos: la concentración de cortisol en pelo, plumas o heces, o la longitud de los telómeros (Aydinonat et al., 2014).
- Indicadores obtenidos de registros de otras instituciones zoológicas, como la prevalencia de enfermedades o la esperanza de vida. Por ejemplo, se ha estudiado que el elefante asiático (*Elephas maximus*) tiene menor esperanza de vida en cautividad debido a la elevada prevalencia de obesidad en los zoológicos (Clubb et al., 2008).

Tradicionalmente, los niveles de glucocorticoides eran evaluados en plasma sanguíneo, pero los procedimientos de captura y extracción de sangre pueden resultar estresantes para los animales. Además, se ha estudiado que dichos valores en plasma pueden variar según el ciclo circadiano, presentar patrones de secreción pulsátil (Monfort et al., 1993), y representar únicamente los niveles de glucocorticoides en un momento específico (Goymann et al., 1999). Actualmente, existe un gran número de estudios relacionados con la medición de cortisol como biomarcador de estrés a partir de muestra obtenidas de forma no invasiva como orina, pelo, heces y saliva, siendo estas dos últimas las más utilizadas en la fauna silvestre (Stead et al., 2000; Arias et al., 2013; Beaulieu-McCoy et al., 2017). Debido a la fácil obtención de las muestras sin alterar al animal, las técnicas no invasivas pueden ofrecer una evaluación más precisa del estrés sin el sesgo de aumentos inducidos por la captura en los niveles de glucocorticoides (Millspaugh & Washburn, 2004). De este modo, el uso de muestras fecales como método no invasivo es preferido en el estudio de animales salvajes, donde obtener otro tipo de muestra no invasiva resulta complicado. En estos casos, se recomienda realizar la medición de corticoides junto con las observaciones del comportamiento (Wielebnowski, 2003), ya que se podría ver afectado por problemas de muestreo y artefactos de ensayo como la edad del individuo, el momento del día en el que se recoge la muestra o la técnica de almacenamiento (Millspaugh & Washburn, 2004).

4.3. Enriquecimiento ambiental

Según Shepherdson et al., en su libro Second Nature (1999), el enriquecimiento ambiental es un principio en la cría animal cuyo objetivo es mejorar la calidad de cuidado del animal en cautividad y proveer el estímulo medioambiental necesario para alcanzar su óptimo bienestar tanto a nivel psicológico como fisiológico. Diversas investigaciones han evidenciado que la complejidad y variabilidad son elementos clave para el éxito de los distintos tipos de enriquecimiento, que se pueden dividir en las siguientes categorías (Laule, 2003):

- Enriquecimiento físico: se pueden utilizar elementos naturales (rocas, agua o árboles), o artificiales (cuerdas, plataformas). En esta categoría también se incluyen temperatura, luz, sonidos, juguetes, etc.
- Enriquecimiento alimentario: se debe tener en cuenta el tipo de comida, la frecuencia de administración y el método de presentación.
- Enriquecimiento sensorial: el objetivo es estimular los sentidos incorporando nuevos olores, como perfumes, muestras urinarias o fecales, plantas comestibles, etc., o sonidos.

- Enriquecimiento social: se refiere en términos de la dimensión del grupo, su composición y las dinámicas generadas por nacimientos o incorporaciones de nuevos individuos, junto con las interacciones entre especies que convivan en el mismo recinto.
- Enriquecimiento ocupacional: consiste en la incorporación de objetos que fomente la resolución de problemas y la manipulación física por parte del animal.
- Interacciones humano-animal: abarca actividades como el juego, el aseo, el cepillado y el entrenamiento con refuerzo positivo.

4.4. Enriquecimiento con muestras fecales y el comportamiento en cautiverio

Numerosas especies de animales dependen de su sentido del olfato para comunicarse con otros individuos, localizar presas, encontrar comida o aparearse (Hurst et al., 2008). Se ha evidenciado que la introducción de estímulos olfativos, como muestras fecales de presas y depredadores, tienen efectos positivos en el comportamiento animal (Rafacz & Santymire, 2014). Este estudio muestra cómo la introducción de heces de gacela en el cobijo de perros salvajes africanos en el zoológico de Lincoln Park afecta su comportamiento, mostrando un incremento en la conducta afiliativa, dominante y sumisa. Sin embargo, las ventajas de introducir estímulos olfativos procedentes de depredadores naturales no están bien definidas. Incluso, distintos estudios muestran un efecto perjudicial, como se ha podido observar en ratones expuestos a orina de gato, los cuales presentaron un aumento en la agresividad y dominancia, comparado con aquellos expuestos a orina de conejo o agua (Zhang et al., 2008). Por otro lado, no todas las investigaciones indican que los olores de depredadores tengan siempre un efecto negativo en animales en cautiverio. Por ejemplo, Boon (2003) estudió las respuestas de dos titís de Goeldi (*Callimico goeldii*) hembras criados y alojados en un zoológico frente a olores de heces de guepardo y ocelote, y olores no depredadores como el aceite de menta. Como resultado, no se observó diferencias entre ambas respuestas, refutando la teoría de que estos animales deberían mostrar temor ante los olores de depredadores. Esto contradice la sugerencia de que el reconocimiento olfativo de depredadores pueda ser innato, como plantean Buchanan-Smith et al. (1993).

5. Material y métodos

5.1. Animales y hábitat

El presente estudio ha sido realizado en el Parque zoológico Terra Natura Murcia. El centro cuenta con alrededor de 300 animales de más de 50 especies distintas, repartidas en varias zonas que simulan los hábitats de la Península Ibérica, el continente africano, y un espectacular aviario. Fueron elegidas las siguientes especies:

- León (*Panthera leo*): el parque cuenta con dos grupos de leones. El primero (G1) está constituido por un macho, una hembra, y tres cachorros (dos machos y una hembra), los cuales salen a la pradera a primera hora de la mañana. El segundo grupo (G2) está formado por un macho y una hembra de edad avanzada.
- Leopardo (*Panthera pardus kotiya*): se estudiaron dos hembras adultas.
- Hiena (*Crocuta crocuta*): se analizó un único grupo de dos hembras adultas.
- Colobo (*Colobus guereza*): el parque alberga un macho y una hembra adultos.
- Cercopiteco o mono de Brazza (*Cercopithecus neglectus*): se estudió un único grupo compuesto por tres machos que viven juntos.

- Lemur de cola anillada (*Lemur catta*) y Lemur vari (*Varecia variegada*): en el parque conviven 9 individuos en un único grupo, incluyendo ambas especies.

5.2. Diseño experimental

La fase experimental de este estudio se llevó a cabo durante el mes de febrero, coincidiendo con mis prácticas de rotatorio del Grado de Veterinaria. Los etogramas basales se recopilaron durante los días 5, 6 y 7 de dicho mes, mientras que el estímulo sensorial se implementó el día 27, junto con la recogida de los etogramas post-estímulo. Las muestras fecales utilizadas fueron recolectadas entre los días 22 y 23. Aquellas muestras enviadas para análisis se recolectaron el día 9 y el día 28, es decir, antes y después de la introducción del estímulo. Para la colocación de las heces, se midieron las praderas en m², y se dividieron los gramos recogidos en total de las presas entre los m² de las praderas de depredadores, y viceversa, obteniendo la siguiente tabla:

	m^2	Total m^2	Heces recogidas (gr)	Heces a repartir (gr)
Leones	568			$568 \, m2 \times 0{,}21 \frac{gr}{m^2} = 119{,}28 \text{ gr}$
Leopardas	80	1702	1240	$80 \, m2 \times 0{,}21 \frac{gr}{m^2} = 16{,}8 \, gr$
Hienas	1054			$1054 \, m2 \times 0{,}21 \frac{gr}{m^2} = 221{,}34 \, gr$
Lémures	82			$82 \, m2 \times 0{,}21 \frac{gr}{m^2} = 17{,}22 \, gr$
Colobos	35	157	360	$35 \, m2 \times 0{,}21 \frac{gr}{m^2} = 7{,}35 \, gr$
Cercopitecos	40			$40 \, m2 \times 0{,}21 \frac{gr}{m^2} = 8{,}4 \, gr$

Para calcular la cantidad de heces a repartir, se dividieron los gramos de heces de depredadores entre las dimensiones de las praderas de las presas y viceversa, escogiendo el número más bajo:

- $\dfrac{360 \text{ gr de heces de presas}}{1702 \text{ m}^2} = \mathbf{0,21 \ gr/m^2}$

- $\dfrac{1240 \text{ gr de heces de depredadores}}{157 \text{ m}^2} = 7,89 \ gr/m^2$

Debido a las grandes dimensiones de los cobijos de los depredadores, las heces se repartieron por cada 20 m^2, mientras que, en las presas, por cada 10 m^2, obteniendo los siguientes resultados:

Leones	$\dfrac{20 \text{ m}^2 \times 119,28 \text{ gr heces}}{568 \text{ m}^2} = 4,2 \ gr/20m^2$
Leopardas	$\dfrac{20 \text{ m}^2 \times 16,8 \text{ gr heces}}{80 \text{ m}^2} = 4,2 \ gr/20m^2$
Hienas	$\dfrac{20 \text{ m}^2 \times 221,34 \text{ gr heces}}{1054 \text{ m}^2} = 4,2 \ gr/20m^2$
Lémures	$\dfrac{10 \text{ m}^2 \times 17,22 \text{ gr heces}}{82 \text{ m}^2} = 2,1 \ gr/10m^2$
Colobos	$\dfrac{10 \text{ m}^2 \times 7,35 \text{ gr heces}}{35 \text{ m}^2} = 2,1 \ gr/10m^2$
Cercopitecos	$\dfrac{10 \text{ m}^2 \times 8,4 \text{ gr heces}}{40 \text{ m}^2} = 2,1 \ gr/10m^2$

5.3. Etogramas

Todos los comportamientos se recogieron por observación focal directa de los animales durante un total de 10 minutos seguidos (Martin & Bateson, 2007), tanto con el estímulo sensorial como sin éste. Los datos se anotaron en dos etogramas, uno diseñado para las presas basado en el descrito por Martínez (2023), y otro para los depredadores basado en el publicado por Stanton et al. (2015), y se clasificaron las conductas en:

- Comportamiento activo: abarca aquellos comportamientos en los que el animal se involucra con el medio, incluyendo comportamiento alimenticio, de exploración, olfateo, acicalamiento, marcaje, etc.
- Comportamiento inactivo: el animal no interactúa con el medio. Se incluyen comportamientos como descansar o dormir.
- Comportamiento agonístico: incluye acciones como vocalizaciones, peleas, persecuciones o sumisión. Estos comportamientos son fundamentales para la comunicación entre animales.
- Estereotipias: son conductas repetitivas anómalas frecuentes en animales en cautividad como intento de adaptación al medio (Manteca & Salas, 2015b). Incluye comportamientos de desplazamiento (*pacing*), balanceo (*head-waving*), o movimientos repetitivos de la lengua.

Para cada comportamiento, se midió el tiempo empleado en segundos, y además se anotó el tiempo que tardaron los animales en interactuar con el estímulo. Más detalles sobre los etogramas aparecen en el Anexo I y Anexo II.

5.4. Muestreo, procesado y análisis de las heces

Durante la distribución de las heces, se siguió el siguiente protocolo: se efectuó un intercambio de muestras fecales entre leones y lémures, leopardos y colobos, y hienas y cercopitecos. Para el análisis posterior, solo se consideró si las muestras pertenecían a presas o depredadores, dado que en muchos casos resultaba difícil identificar individualmente cada muestra fecal, de modo que se analizaron como mezcla. Una vez recolectadas las heces, estas se almacenaron a -80°C hasta su procesado y análisis.

Para el procesado del cortisol fecal se emplearon métodos descritos con anterioridad (Valdespino et al., 2002). Aproximadamente 0,5 g de materia fecal se agitó durante la noche en 5 ml de tampón fosfato-salino modificado que contenía 50% de metanol, 0,1% de seroalbúmina bovina y 5% de Tween 20 (monolaurato de polioxietileno sorbitán monolaurato, un tensioactivo). Tras la centrifugación (3000×g durante 1h), los sobrenadantes se decantaron y se almacenaron a -80ºC hasta el ensayo. La materia sólida que quedaba en los frascos de extracción se pesó después de secarla a 100ºC. Posteriormente, los niveles de cortisol fecal se midieron mediante un método de enzimoinmunoanálisis quimioluminiscente en fase sólida, utilizando kits de cortisol (Immulite Cortisols Diagnostic Products Corporation, Los Ángeles, CA, EE.UU.) y un analizador automático (Immulites, Diagnostic Products Corporation, Los Ángeles, CA, EE.UU), como ha sido descrito anteriormente en otros estudios (Martínez-Mota et al., 2007). Los resultados han sido expresados en µg por gr de heces.

5.5. Análisis estadístico

Para el análisis estadístico se usó el programa GraphPad Prism versión 9 (GraphPad Software, San Diego, California, EE. UU.). Los resultados fueron expresados como mediana y rango intercuartil en pg/ml (mediana; percentiles 25-75%). En primer lugar, se evaluaron los datos para comprobar si seguían una distribución normal, usando para ello el test de Shapiro-Wilk. Tras comprobar que no seguían una distribución normal, se usó un test Mann-Whitney (no paramétrico) para comprobar si los resultados de cortisol en heces mostraban diferencias estadísticamente significativas ($P<0,05$) entre los diferentes tiempos dentro de cada grupo. Por otro lado, los comportamientos fueron analizados de forma descriptiva en base al porcentaje de expresión comparados respecto al basal ((valor post-estímulo – valor basal) / (valor basal) x 100).

6. Resultados

6.1. Resultados de los etogramas

Los registros de comportamiento se organizaron de la siguiente manera según los etogramas, mostrando en las siguientes tablas las conductas que se observaron en segundos:

6.1.1. Depredadores

Tabla 1. Etograma de comportamientos observados en los depredadores en el estudio.

	Leones (basal)	Leones (post-estímulo)	Leopardas (basal)	Leopardas (post-estímulo)	Hienas (basal)	Hienas (post-estímulo)
Hora	8:30 (G1) 13:30 (G2)	8:30 (G1) 13:20 (G2)	10:00	11:00	9:15	9:00
Tiempo de latencia		40		34		80
[b]C. activo						
Alimenticio	85	213	81	[a]	10	36
Exploratorio	365	490	260	220	360	130
Revolcarse		4	14	425		
Saltar (nº veces)	3	1				
Acicalamiento	5		34			
Olfateo	88	676	16	106	40	328
Reflejo de Flehmen (nº veces)	2	8		1		
Alerta	105		25	32		
Marcaje	18	28	14	20		
Forrajeo					80	
Allogrooming						60
Juego	198	10				
Correr	28	12			70	36
Orinar/defecar			1			
[b]C. inactivo						
Descanso	855	280	120			
[b]C. agonístico						
Vocalizaciones	15	2				2
Persecución		6				

[a]Los cuidadores no proporcionaron comida a las leopardas en su salida a la pradera el día del estímulo.
[b]Comportamiento.

<u>Especie 1: león (*Panthera leo*).</u>

Los resultados indicaron cambios significativos en el comportamiento de los leones después de la introducción del estímulo olfativo (Figura 1). Se observó un aumento del 34,2% en el comportamiento exploratorio y del 55% en el marcaje, mientras que el tiempo dedicado al olfateo aumentó drásticamente en un 668,2% respecto al comportamiento observado sin la presencia de heces. Además, los reflejos de Flehmen se triplicaron tras el uso de las heces, y se detectó un aumento en la persecución y revolcarse, comportamientos que solo aparecieron en este momento. Por otro lado, se observaron disminuciones notables en el comportamiento de juego en un 95%, de descanso en un 67,3%, y vocalizaciones en un 86,7% post-estímulo. Esto último puede estar relacionado con el hecho de que Odín, el macho del primer grupo, no salió a pradera, lo que llevó a la hembra a llamarlo con frecuencia. Por último, el comportamiento de alerta se ha observado únicamente en el etograma basal, con un total de 105 segundos.

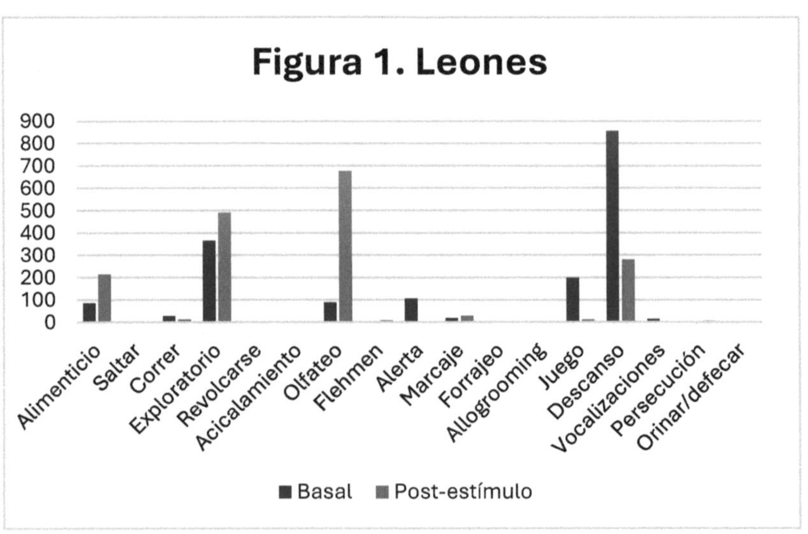

<u>Especie 2: leopardo (*Panthera pardus kotiya*).</u>

El etograma mostró un aumento de los comportamientos de revolcarse (2935,7%), olfateo (562,5%), alerta (28%), y marcaje (42,8%), tras el estímulo sensorial (Figura 2). En cambio, las conductas de acicalamiento y descanso estuvieron ausentes, habiendo registrado 34 y 120 segundos respectivamente en el etograma basal. Además, se observó una disminución del 15,4% del comportamiento exploratorio.

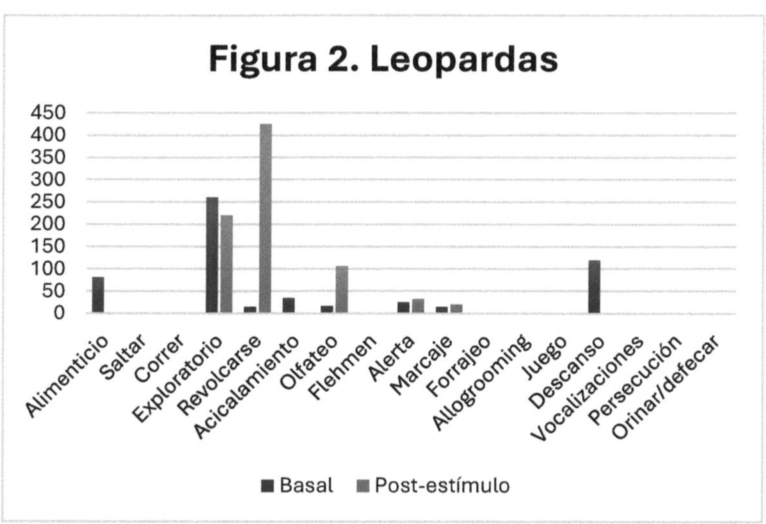

<u>Especie 3: hiena (*Crocuta crocuta*).</u>

Se registró una disminución del comportamiento exploratorio y de correr en un 63,9% y 48,6%, respectivamente, tras la incorporación de las heces (Figura 3). En contraste, la conducta de olfateo aumentó en un 720%, al igual que el *allogrooming*, que se pudo observar durante 60 segundos, comportamiento que no se había registrado en el etograma basal.

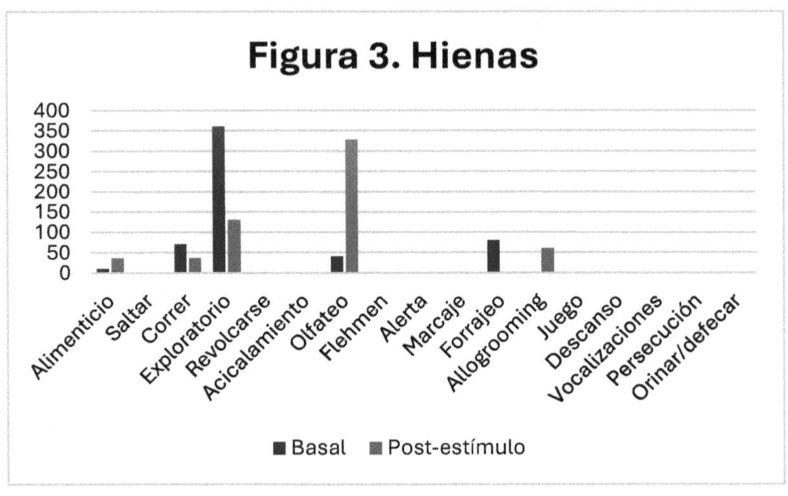

Figura 3. Hienas

6.1.2. Presas

Tabla 2. Etograma de comportamientos de las presas observados durante el estudio.

	Colobos (basal)	Colobos (post-estímulo)	Cercopitecos (basal)	Cercopitecos (post-estímulo)	Lémures [a](basal)	Lémures (post-estímulo)
Hora	9:50	10:20	10:00	10:30	9:30	10:00
[b]Tiempo de latencia						
[c]C. Activo						
Superior	558	550	325	514		190
Medio			485	224		324
Inferior	335	90	400	120		390
Por forrajeo	3		10	15		
[d]Comer	20		30			49
Acarreo de comida	3			20		2
Juntos		460	11	22		
Olfatear						31
Correr						32
Deambular	4		296	164		66
Trepar	3	7	4			25
Saltar (nº)	1	3	6	10		11
[c]C. Inactivo						
Sentado	540	586	386	458		290
[c]C. Agonístico						
Arrebatar comida (nº veces)	1					

[a]Los lémures se mantuvieron todo el tiempo dentro de su cobijo debido a las bajas temperaturas durante el mes de febrero, y únicamente salían a la pradera cuando entraban los cuidadores a limpiar, y cuando se colocaron las heces. [b]Los primates no interactuaron con el estímulo. [c]Comportamiento. [d]Durante el enriquecimiento, no se colocó alimento en las praderas de presas.

<u>Especie 4: colobo (*Colobus guereza*).</u>

Los resultados (Figura 4) indicaron una disminución del comportamiento inferior en un 73,1% tras la colocación del estímulo, mientras que se observó un aumento de las conductas de trepar, que se incrementaron más del doble, y la conducta de juntos, alcanzando los 460 segundos, siendo esta última un comportamiento no observado previo al estímulo. Además, se observó un aumento del 8,5% en la conducta de sentado, con respecto al etograma basal.

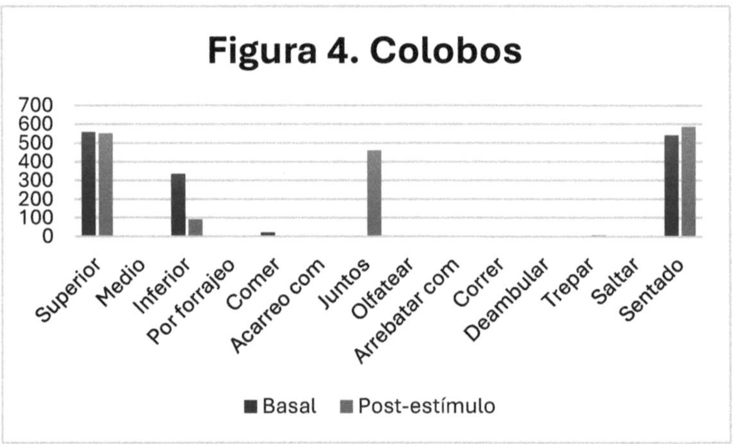

<u>Especie 5: cercopiteco o mono de Brazza (Cercopithecus neglectus).</u>

Tras la introducción del estímulo, se registró una disminución de los comportamientos medio, inferior y deambular en un 53,8%, 70% y 44,6%, respectivamente. Por el contrario, se observó un aumento de las conductas superior, juntos y sentado, en un 58,2%, 100% y 18,6%, respectivamente. Además, el comportamiento de saltar se incrementó casi el doble, y se registró la conducta de acarreo de comida, que no había aparecido previo a la colocación de las heces (Figura 5).

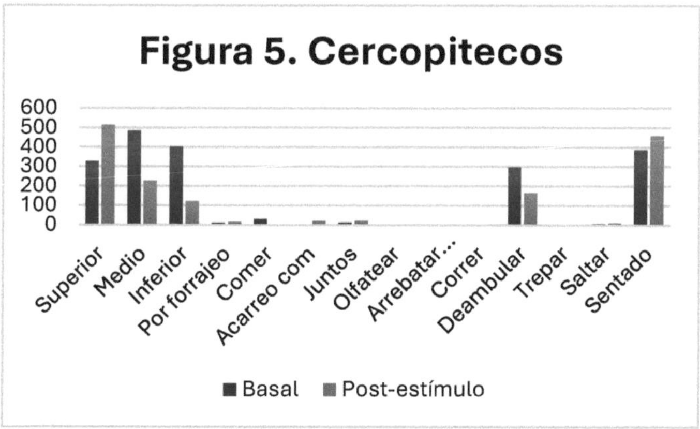

<u>Especie 6: Lemur de cola anillada (*Lemur catta*) y lemur vari (*Varecia variegada*).</u>

No es posible comparar los resultados obtenidos, ya que durante la realización del etograma basal, los lémures permanecieron dentro del refugio. Si comparamos los resultados con los obtenidos en las otras especies de primates, podemos observar un comportamiento más activo en los lémures. Este comportamiento podría estar relacionado con el hecho de que los lémures asocian la entrada de personas a su cobijo con la disponibilidad de alimento.

6.2. Resultados de cortisol

Los resultados de cortisol en heces aparecen en la Figura 6.

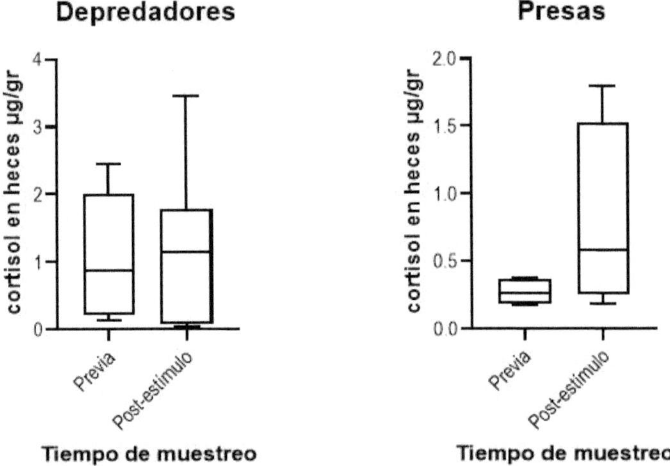

Figura 6. Representación gráfica de la mediana (línea central), percentiles 25 y 75 (cajas), valores mínimos y máximos de las concentraciones (µg/gr de heces) de cortisol en heces (barras) que muestran todos los grupos (depredadores y presas) durante las dos tomas (Toma previa a la introducción de heces y toma post a su introducción).

En el caso de los depredadores los niveles de cortisol previos fueron 0,86 µg/gr de heces y tras la puesta de heces fue de 1,15 µg/gr de heces, aunque fueron superiores no se encontraron diferencias significativas ($P = 0,44$). En el caso de las presas, el aumento pasó de 0,26 a 0,58 µg/gr de heces. Aunque el incremento no fue significativo, sí que se observó una tendencia ($P = 0,06$).

7. Discusión

Los zoológicos constituyen un valioso recurso para aumentar nuestro conocimiento sobre cómo los animales responden al cautiverio, además de ser importantes centros de investigación para controlar o eliminar las estereotipias, e incrementar las conductas naturales con el objetivo de garantizar el bienestar animal.

Los objetivos de este trabajo radicaban en evaluar la eficacia de las heces como estímulo sensorial colocando muestras fecales de presas en los cobijos de depredadores y viceversa, y medir la concentración de cortisol fecal como indicador de una respuesta de estrés. La investigación planteaba dos hipótesis. Por un lado, se postulaba que las muestras fecales actuarían como enriquecimiento sensorial en los depredadores, aumentando los comportamientos activos. Por el contrario, para las presas se anticipaban efectos negativos, mostrando un incremento de comportamientos de evitación y de los niveles de cortisol fecal.

Solo unos pocos estudios han investigado el reconocimiento de depredadores mediante el olfato en primates, principalmente llevados a cabo en cautividad (titíes: Caine & Weldon, 1989, Buchanan-Smith et al., 1993; lémures ratón: Sündermann et al., 2008; loris: Kolden & Schulte, 2022). En todos ellos, se introdujeron muestras fecales desconocidas de depredadores y presas, resultando en mayores conductas de olfateo, evitación y exploración visual hacia las señales olfativas de heces de depredadores. Los mismos resultados se obtuvieron en investigaciones realizadas con primates salvajes (lémures ratón: Kappel et al., 2011). De esta manera, se confirma que la capacidad de reconocimiento olfativo de depredadores es innata. En el presente estudio, los primates nunca se acercaron a interactuar con las heces, a excepción de los lémures, los cuales buscaban comida. Los principales cambios observados en el etograma incluyeron un aumento de comportamientos inactivos, como estar sentado. Además, se registró una disminución en el tiempo que pasaron en el suelo (comportamiento inferior), y un incremento en el tiempo que pasaron juntos, confirmando los resultados obtenidos en las investigaciones de Caine & Weldon (1989), Buchanan-Smith et al. (1993), Sündermann et al. (2008), y Kolden & Schulte (2022).

Sin embargo, en otras investigaciones, como la realizada por Boon (2003) con dos hembras de tití de Goeldi (*Callimico goeldii*) criadas en cautividad, no observaron diferencias significativas de comportamiento de estos animales frente a heces de ocelote o de guepardo, y aromas de aceite de menta. Esta falta de respuesta diferencial también se ha podido observar con otras especies animales. Por ejemplo, en un estudio realizado por Monclús et al. (2005), con conejos europeos (*Oryctolagus cuniculus*) en recintos al aire libre, y los cuales no habían tenido ningún contacto previo con depredadores, no mostraron cambios en su actividad tras introducir heces de oveja y zorro. Según sus autores, una posible explicación podría ser que los conejos tienen sistemas de madrigueras que les proporcionan cobijo contra los ataques de depredadores, lo que hace innecesaria la reducción de la locomoción. Resultados similares se obtuvieron en condiciones de laboratorio, como muestra Hegab et al. (2013) en su estudio con topos de Brandt (*Lasiopodomys brandtii*) criados en laboratorio. Este descubrimiento indicaría la importancia de la estructura del hábitat en la elaboración de la respuesta defensiva de las presas ante su predador.

En félidos en cautividad, distintos estudios se han centrado en reducir comportamientos inactivos y estereotipias (leones africanos: Baker et al., 1997, Schuett & Frase, 2001, Pearson, 2002), incrementando conductas como olfateo, juego, marcaje o revolcarse, en comparación con los etogramas basales, tal y como sugiere el presente trabajo, donde también se observaron incrementos en dichas conductas de los animales depredadores. Sin embargo, no podemos confirmar la disminución de estereotipias ya que los animales estudiados no presentaron dicho comportamiento. Además, cabe destacar que, en el caso de los leones, fueron las hembras las que mostraron mayor interacción con las heces, tanto la adulta como la cachorra, pudiendo estar relacionado con su importante papel durante la caza en el medio salvaje.

Con relación a los resultados obtenidos de cortisol, las presas presentaron un aumento (mostrando una tendencia) en sus niveles tras introducir las heces de depredadores. En el caso de los depredadores, no se encontró ningún cambio o tendencia significativas, por lo que no podemos concluir que el enriquecimiento sensorial tuvo un impacto positivo a nivel adrenal en los depredadores. La relación entre los niveles de cortisol, el nivel de actividad y el enriquecimiento olfativo ha sido poco investigada. Por ejemplo, Rafacz & Santymire (2014), en su estudio con dos machos de perros salvajes africanos (*Lycaon pictus*) a los que les introdujeron muestras fecales de leones (*Panthera leo*), vacuno (*Bos taurus*) y gacelas de Grant (*Gazellea granti*), observaron que las heces de esta últimas provocaron un aumento de actividad en ambos individuos en comparación con las otras muestras, además de un incremento de los comportamientos afiliativos, sumisos y dominantes. También se midieron la concentración de glucocorticoides fecales, resultando en una disminución en el individuo dominante, mientras que hubo un incremento en el individuo sumiso, posiblemente relacionado con un rango social más bajo y, por tanto, tener que trabajar más duro para una porción más pequeña de presa o tener que lidiar con la agresión de los individuos más dominantes. Este estudio demuestra que el uso de heces de presas y depredadores pueden ser usados como estímulo ambiental, pudiendo incrementar los niveles de actividad y reducir potencialmente las concentraciones de las hormonas de estrés en los perros salvajes africanos, y posiblemente en otros cánidos y carnívoros.

Entre las limitaciones de este trabajo, nos encontramos el reducido tamaño de muestra (N=11 depredadores y N=14 presas), siendo insuficiente para leopardos, hienas, y colobos (N=2), y cercopitecos (N=3). Tampoco fue posible la individualización de las muestras fecales, principalmente en los primates, y tal vez sería interesante garantizar un mayor tiempo de exposición con posterior recogida de heces para valorar la habituación de los animales al estímulo. La falta de individualización nos impidió comparar los niveles de cortisol entre las diferentes especies de primates. Por ejemplo, a los colobos se les expuso a heces de leopardos, depredadores que tienen en frente en el parque, con el objetivo de verificar la hipótesis de que los colobos podrían estar habituados a su presencia. En cambio, a los otros primates se les introdujo heces de depredadores que se encuentran más alejados en el parque, bajo la suposición de que estos primates experimentarían mayores niveles de cortisol debido a la menor familiaridad con dichos depredadores, pero esto no se pudo comprobar. El hecho de individualizar los resultados es importante ya que, como indica Schapiro et al. (1996) en su estudio con macacos Rhesus (*Macaca mulatta*), las posibles diferencias entre individuos de una misma especie no solo se deben a los genes, sino que las condiciones ambientales juegan un papel muy importante en el desarrollo de un individuo. Otra limitación es la utilización de cortisol como único indicador de estrés, ya que es conocido que sus niveles pueden verse incrementados tanto en distrés como eutrés, por lo que sería recomendable ampliar el uso de biomarcadores que ayuden a diferenciar entre ambos tipos de estrés. Tampoco se ha podido comparar con otras muestras fecales en una misma especie para verificar si, en efecto, hay reconocimiento de depredadores, o los resultados obtenidos se deben a la novedad del olor. Por lo tanto, sería interesante realizar otro estudio añadiendo heces de otras presas y comparar resultados para evaluar si el reconocimiento es innato, como sugieren muchos estudios ya mencionados, o los cambios en el comportamiento se deben únicamente a la novedad de los olores. Además, se podrían repetir los etogramas y las mediciones de cortisol días después de la introducción del estímulo sensorial para evaluar si los animales regresan a su estado original una vez eliminado el aroma, como indica Boon (2003).

8. Conclusiones

1. Los resultados obtenidos de los depredadores indican que este tipo de enriquecimiento sensorial modifica el etograma de los animales aumentando los comportamientos relacionados con un mayor bienestar, como es el olfateo, exploración, revolcarse o el *allogrooming*.

2. En el caso de las presas, este tipo de estímulo actúa negativamente, ya que hay un aumento de los comportamientos inactivos en el etograma.

3. En cuanto al cortisol fecal, se observó un aumento (mostrando una tendencia) en sus niveles tras la introducción del estímulo sensorial en los cobijos de presas, lo que indica una posible respuesta de estrés. Sin embargo, en el caso de los depredadores no se observaron diferencias significativas, por lo que no se puede concluir que las heces de presas actuaran como estímulo positivo y provocaran un cambio a nivel adrenal.

9. Bibliografía

Arias, N., Requena, M., & Palme, R. (2013). Measuring faecal glucocorticoid metabolites as a non-invasive tool for monitoring adrenocortical activity in South American camelids. *Animal Welfare, 22*(1), 25-31.

Aydinonat, D., Penn, D. J., Smith, S., Moodley, Y., & Hoelzl, F. (2014). Social Isolation Shortens Telomeres in African Grey Parrots (*Psittacus erithacus erithacus*). *PLoS ONE, 9*(4), 93839.

Baker, W.K. Jr., Campbell, R. & Gilbert, J. (1997) Enriching the pride: scents that make sense. The Shape of Enrichment 6, 1–3.

Barreto, G. R., & Macdonald, D. W. (1999). The response of water voles, *Arvicola terrestris*, to the odours of predators. *Animal Behaviour, 57*(5), 1107-1112.

Beaulieu-McCoy, N. E., Sherman, K. K., Trego, M. L., Crocker, D. E., & Kellar, N. M. (2017). Initial validation of blubber cortisol and progesterone as indicators of stress response and maturity in an otariid; the California sea lion (*Zalophus californianus*). *General and comparative endocrinology, 252*, 1-11.

Boon, M. (2003). Goeldi's monkeys (*Callimico goeldii*): olfactory enrichment to stimulate natural behaviour and greater activity. T. Gilbert (Ed.), Proceedings of the 5th Annual Symposium on Zoo Research, Marwell Zoo, UK, 212-224.

Broom, D. M. (1986). *INDICATORS OF POOR WELFARE. 142*, 4.

Buchanan-Smith, H. M., Anderson, D. A., & Ryan, C. W. (1993). Responses of Cotton-Top Tamarins (*Saguinus Oedipus*) to Faecal Scents of Predators and Non-Predators. *Animal Welfare, 2*(1), 17-32.

Caine, N. G., & Weldon, P. J. (1989). Responses by Red-Bellied Tamarins (*Saguinus labiatus*) to Fecal Scents of Predatory and Non-predatory Neotropical Mammals. *Biotropica, 21*(2), 186.

Castillo-Guevara, C., Unda-Harp, K., Lara, C., & Serio-Silva, J. C. (2012). Enriquecimiento ambiental y su efecto en la exhibición de comportamientos estereotipados en jaguares (*Panthera onca*) del Parque Zoológico «Yaguar Xoo», Oaxaca. *Acta Zoológica Mexicana*, 365-377.

Chabot, D., Gagnon, P., & Dixon, E. A. (1996). Effect of predator odors on heart rate and metabolic rate of wapiti (*Cervus elaphus canadensis*). *Journal of Chemical Ecology, 22*(4), 839-868.

Clubb, R., Rowcliffe, M., Lee, P., Mar, K. U., Moss, C., & Mason, G. J. (2008). Compromised survivorship in zoo elephants. Science 322:1649.

Fraser, D., Weary, D. M., Pajor, E. A., & Milligan, B. N. (1997). A Scientific Conception of Animal Welfare that Reflects Ethical Concerns. *Animal Welfare, 6*(3), 187-205.

Goymann, W., Möstl, E., Van'T Hof, T., East, M. L., & Hofer, H. (1999). Noninvasive Fecal Monitoring of Glucocorticoids in Spotted Hyenas, *Crocuta crocuta. General and Comparative Endocrinology, 114*(3), 340-348.

Greenwell, P. J., Riley, L. M., Lemos de Figueiredo, R., Brereton, J. E., Mooney, A., & Rose, P. E. (2023). The Societal Value of the Modern Zoo: A Commentary on How Zoos Can

Positively Impact on Human Populations Locally and Globally. *Journal of Zoological and Botanical Gardens 2023, Vol. 4, Pages 53-69*, *4*(1), 53-69.

Guerra, M. R. (2006). Conservación de la biodiversidad: una tarea nueva para los parques zoológicos. *Ambienta: la revista del Ministerio de Medio Ambiente*, (61), 34-41.

Hegab, I. M., Ai, Q. W., Yin, B. F., Yang, S. M., & Wei, W. H. (2013). Behavioral and neuroendocrine response of Brandt's voles, *Lasiopodomys brandtii*, to odors of different species. *European Journal of Wildlife Research*.

Hurst, J.L., Beynon, R.J., Roberts, S.C., Wyatt, T.D. (2008). Chemical Signals in Vertebrates. Springer, New York.

Jordan, B. (2005). Science-based assessment of animal welfare: wild and captive animals. *Rev. sci. tech. Off. int. Epiz*, *24*(2), 515-528.

Kappel, P., Hohenbrink, S., & Radespiel, U. (2011). Experimental evidence for olfactory predator recognition in wild mouse lemurs. *American Journal of Primatology*, *73*(9), 928-938.

Kleiman, D.G., Thompson, K.V, Baer, C. K. (2010). Wild Mammals in Captivity: Principles and Techniques for Zoo Management (Segunda edición). The University of Chicago Press.

Kohn, B. (1994). Zoo animal welfare. *Rev. sci. tech. Off. int. Epiz*, *13*(1), 233-245.

Kolden, C. V, & Schulte, L. M. (2022). The effects of olfactory stimulation on the behaviour of captive slender lorises (*Loris lydekkerianus*). *Behavioural Processes*, *200*, 104702.

Lara Garduño, M., & Sánchez-Rojas, G. (2021). Los zoológicos: un componente importante para la preservación de las especies. *Herreriana*, *2*(2), 19-24.

Laule, G. E. (2003). Positive reinforcement training and environmental enrichment: enhancing animal well-being. *Journal of the American Veterinary Medical Association*, *223*(7), 969-973.

Ley sobre la protección de los derechos y bienestar de los animales, Ley 7/2023, de 28 de marzo. (2023). Boletín Oficial del Estado, núm. 75, de 29 de marzo de 2023.

Manteca Vilanova, X. (2015). Zoo Animmal Welfare: Concepts and Indicators (Vol. 1). Multimédica Ediciones Veterinarias.

Manteca, X., & Salas, M. (2015a). Concepto de Bienestar animal. www.zawec.org

Manteca, X., & Salas, M. (2015b). Las estereotipias como indicadores de bienestar en animales de zoológico. *Zoo Animal Welfare Education Centre, 2.*

Martin P, Bateson P. (2007) Measuring Behaviour: An Introductory Guide. Quinta Edición. Cambridge University Press, Reino Unido.

Martínez, M. D. (2023). Enriquecimiento ambiental para monos araña (*Ateles geoffroyi*) en el Centro Mexicano de Rehabilitación de Primates.

Martínez-Mota, R., Valdespino, C., Sánchez-Ramos, M. A., & Serio-Silva, J. C. (2007). Effects of forest fragmentation on the physiological stress response of black howler monkeys. *Animal Conservation*, *10*(3), 374-379.

Mason, G. J. (1991). Stereotypies: a critical review. *Animal Behaviour*, *41*(6), 1015-1037.

Mason, G., Clubb, R., Latham, N., & Vickery, S. (2006). Why and how should we use environmental enrichment to tackle stereotypic behaviour?

Millspaugh, J. J., & Washburn, B. E. (2004). Use of fecal glucocorticoid metabolite measures in conservation biology research: considerations for application and interpretation. *General and Comparative Endocrinology*, *138*(3), 189-199.

Monclús, R., Rödel, H. G., Von Holst, D., & De Miguel, J. (2005). Behavioural and physiological responses of naïve European rabbits to predator odour. *Animal Behaviour*, *70*(4), 753-761.

Monfort, S. L., Brown, J. L., & Wildt, D. E. (1993). Episodic and seasonal rhythms of cortisol secretion in male Eld's deer (*Cervus eldi thamin*). *The Journal of endocrinology*, *138*(1), 41-49.

Organización Mundial de Sanidad Animal. Código Sanitario para los Animales Terrestres. Artículo 7.1.1. Introducción a las recomendaciones para el bienestar de los animales

Pearson, J. (2002). On a roll: novel objects and scent enrichment for Asiatic lions. The Shape of Enrichment 11, 7–10.

Rafacz, M. L., & Santymire, R. M. (2014). Using odor cues to elicit a behavioral and hormonal response in zoo-housed African wild dogs. *Zoo Biology*, *33*(2), 144-149.

Schapiro, S. J., Bloomsmith, M. A., Suarez, S. A., & Porter, L. M. (1996). Effects of social and inanimate enrichment on the behavior of yearling rhesus monkeys. *American Journal of Primatology*, *40*(3), 247-260.

Schuett, E.B. & Frase, B.A. (2001) Making scents: using the olfactory senses for lion enrichment. The Shape of Enrichment. 10, 1–3.

Shepherdson, D. J., Mellen, J. D., & Hutchins, M. (Eds.). (1999). *Second nature: Environmental enrichment for captive animals*. Smithsonian Institution.

Stanton, L. A., Sullivan, M. S., & Fazio, J. M. (2015). A standardized ethogram for the felidae: A tool for behavioral researchers. *Applied Animal Behaviour Science*, *173*, 3-16.

Stead, S. K., Meltzer, D. G. A., & Palme, R. (2000). The measurement of glucocorticoid concentrations in the serum and faeces of captive African elephants (*Loxodonta africana*) after ACTH stimulation. *Journal of the South African Veterinary Association*, *71*(3), 192-196.

Sündermann, D., Scheumann, M., & Zimmermann, E. (2008). Olfactory Predator Recognition in Predator-Naïve Gray Mouse Lemurs *(Microcebus murinus)*.

Valdespino, C., Asa, C. S., & Bauman, J. E. (2002). Estrous cycles, copulation, and pregnancy in the fennec fox (*Vulpes zerda*). *Journal of Mammalogy*, *83*(1), 99-109.

Wells, D. L. (2009). Sensory stimulation as environmental enrichment for captive animals: A review. *Applied Animal Behaviour Science*, *118*(1-2), 1-11.

Wielebnowski, N. (2003). Stress and distress: evaluating their impact for the well-being of zoo animals. *Journal of the American Veterinary Medical Association*, *223*(7), 973-977.

Young, R.J. (2003). Environmental Enrichment for Captive Animals. Black-well Science Ltd., Oxford.

Zhang, J. X., Sun, L., Bruce, K. E., & Novotny, M. V. (2008). Chronic exposure of cat odor enhances aggression, urinary attractiveness and sex pheromones of mice. *Journal of Ethology, 26*(2), 279-286.

10.Summary

Zoological centers constitute a valuable resource for increasing our knowledge about how animals respond to captivity, and as important research centers for controlling or eliminating stereotypies and increasing natural behaviors to ensure animal welfare. This last topic has become the latest concern for zoological centers, alongside management, housing and veterinary care. One of the most common methods used to improve such welfare is environmental enrichment whose main objective is to ensure animal welfare by promoting species-specific behaviors and reducing the appearance of stereotypies. Among the different methods of sensory enrichment, olfactory stimulation is one of the simplest to use, although it is still a poorly studied technique.

In some cases, scents have been used as environmental enrichment to reduce behaviors indicative of stress. However, for other animals kept in captivity, exposure to certain scents can result in chronic stress, such as when prey animals are exposed to their natural predators' scents.

This study, conducted at Terra Natura Murcia Zoo, aims to assess the effectiveness of using feces as sensory enrichment/stimulus by evaluating behavioral changes through ethograms and measuring fecal cortisol levels as indicator of stress. Six animal species were selected for this purpose: three predators (lions, hyenas and leopards), and three prey species (lemurs, colobus and De Brazza's monkeys).

Two hypotheses are proposed in this research. On one hand, it is suggested that fecal samples will act as environmental enrichment for predators, increasing active behaviors. On the other hand, a negative effect is anticipated for prey, leading to an increase in avoidance behaviors and fecal cortisol levels.

Fecal samples were collected from each group and introduced into de enclosures following predator-prey relationships. Both fecal samples collection and behavioral observations were conducted before and after the introduction of feces into the respective habitats of the studied species. Additionally, behaviors were recorded through direct focal observation of the animals for a total of 10 minutes non-stop, creating specific ethograms for each group of species (primates and felines) and classifying behaviors as active, inactive, agonistic and stereotypies.

The following protocol was followed during the distribution of feces: an exchange of fecal samples between lions and lemurs, leopards and colobus monkeys, and hyenas and De Brazza's monkeys, was conducted to evaluate differences between close predator-prey groups, such as leopards and colobus monkeys, versus others more distanced.

The results showed an increase in active behaviors among predators, such as sniffing, exploring, or rolling, whereas a decrease in these behaviors was observed in prey species, indicating that this type of stimulus acts negatively as there is an increase in inactive behaviors. Additionally, cortisol levels exhibited a tendency to increase after the introduction of fecal samples into prey enclosures. However, no significant differences were observed on cortisol levels of predators, so it cannot be concluded that prey feces acted as enrichment for this group of species.

Among the limitations of this research, the small sample size (N=11 predators and N=14 prey) is notable, being insufficient for leopards, hyenas, and colobus monkeys (N=2) and De Brazza's monkeys (N=3). Additionally, the individualization of fecal samples was not possible, mainly in primates, and ensure a longer exposure time with subsequent feces collection to assess the habituation of animals to the stimulus might be interesting. The lack of individualization prevented us from comparing cortisol levels among the different primate species. For instance, the colobus monkeys were exposed to leopards' feces, predators they face in the park, with the aim of verifying the hypothesis that colobus monkeys might be habituated to their presence. In contrast, other primates were introduced to feces from predators that are farther away in the park, under the assumption that these primates would experience higher cortisol levels due to lesser familiarity with these predators, but this could not be confirmed.

Another limitation is the use of cortisol as the sole indicator of stress, as it is known that its levels can increase in both distress and eustress, so expanding the use of biomarkers that help differentiate between the two types of stress would be advisable. Furthermore, to comparison with other fecal samples within the same species to verify if there is predator recognition, or if the results obtained are due to the novelty of the smell was not possible. Therefore, the conduction of another study using feces form different prey and compare results to evaluate whether recognition is innate or if the behavioral changes are solely due to the novelty of the odors would be interesting. Moreover, the ethograms and cortisol measurements could be repeated days after the introduction of sensory stimulus to assess if the animal return to their original state once the scent is removed.

In conclusion, the ethological study of these captive wild animals with sensory enrichment demonstrates that its use enhances natural behaviors in predators, whereas it negatively affects prey species. However, the study should be repeated using more individuals and fecal samples from different species to evaluate whether the observed results are due to the novelty of the scents, or the recognition of predators is indeed innate, as confirmed by many studies. Furthermore, repeating ethograms and cortisol measurements days after the introduction of the sensory stimulus would also be valuable to assess if the animals return to their original state once the scent is removed. Lastly, individualizing results would be important to determine if there is an adaptation of colobus monkeys to leopards, which are directly across from them, compared to other prey that are more distanced from their predators.

ANEXO 1

Tabla 3. Etograma completo de depredadores.

Comportamiento ACTIVO	Descripción de la conducta
Alimenticio	Ingerir comida/bebida
Exploratorio	Merodear por la pradera/inspeccionar el enriquecimiento ambiental
Excavar	Hacer hoyos en la tierra
Acicalamiento	Acto de auto limpieza
Olfateo	Acción de olfatear siguiendo un rastro
Reflejo de Flehmen	Retracción de los labios para detectar odorantes
Alerta	Mirar alrededor en estado de vigilancia
Marcaje (orina, monta…)	Deposición de orina, restregarse o monta
Forrajeo	Búsqueda de alimento/manipulación
Allogrooming	Acicalamiento social entre individuos de la misma especie
Juego	Interacción sin agresión
Correr	Locomoción hacia delante en una marcha rápida, más rápida que caminar o trotar
Saltar	Lanzar el cuerpo por el aire a una distancia de más de un metro
Trepar	Desplazamiento vertical ascendente
Revolcarse	Rotar el cuerpo de un lado a otro mientras está acostado en el suelo
Orinar/defecar	Liberar orina en posición de cuclillas o heces
Comportamiento INACTIVO	Descripción de la conducta
Esconderse	Ocultarse de otros individuos o del público
Bostezo	Abrir la boca (aburrimiento o sueño)
Descanso	Relajación

Dormir	Sin interacción con el medio ambiente y otros individuos
Comportamiento AGONÍSTICO	**Descripción de la conducta**
Dominancia	Si es dominante el que interactúa
Vocalizaciones	Comunicación entre individuos o llamada
Amenaza	Retar a otro individuo
Pelea	Interacción con agresión
Persecución	Ir detrás de otro individuo
Huida	Escapar de otro individuo
Sumisión	Ceder ante otro individuo (darse por vencido)
ESTEREOTIPIAS	**Descripción de la estereotipia**
Pacing	Andar de un lado a otro
Head-weaving	Movimientos circulares de cabeza
Monta	Monta en exceso entre individuos del mismo sexo
Oral	Movimientos repetitivos de la lengua

ANEXO 2

Tabla 4. Etograma completo de depredados.

Comportamiento ACTIVO	Descripción de la conducta
Superior	Se encuentra colocado o desplazándose en la parte superior del árbol
Medio	Se encuentra colocado o desplazándose en la parte media del árbol
Inferior	Se encuentra colocado o desplazándose sobre el suelo
Por forrajeo	Autoaprovisionamiento de alimento. El ejemplar recorre el área deteniéndose ocasionalmente para consumir alimento.
Comer	Ingerir comida sólida
Beber	Ingerir líquido
Acarreo de comida	Acarrear comida en brazos, patas o cola
Aseo (*allogrooming*)	Separar con una o dos manos el pelo y retirar con los dedos o la boca partículas de la piel y el pelaje de cualquier parte del cuerpo del individuo
Acicalamiento	Acto de auto limpieza
Contacto	Acostarse o sentarse en postura de ovillo en contacto estrecho con el cuerpo de otro
Olfateo	Acción de olfatear siguiendo un rastro
Juntos	Estar en cercanía, pero sin contacto físico de otro individuo
Seguir	Desplazarse detrás de otro individuo
Juego social	Perseguir, luchar, empujar, sacudir cabeza, etc, en dirección a otro
Deambular	Desplazarse por el espacio vertical y horizontal. No incluye el braqueo
Correr	Locomoción hacia delante en una marcha rápida, más rápida que caminar o trotar
Saltar	Lanzar el cuerpo por el aire a una distancia de más de un metro
Trepar	Desplazamiento vertical ascendente

Braquear	Desplazamiento colgado alternando brazos
Colgado de cola	Sujetarse de la cola de una rama o tronco y quedar colgado
Colgado de patas	Sujetarse de patas de una rama o tronco y quedar colgado
Colgado de brazos	Sujetarse de brazos de una rama o tronco y quedar colgado
Orinar/defecar	Liberar orina en posición de cuclillas o heces
Comportamiento INACTIVO	**Descripción de la conducta**
Sentado	Posar trasero en superficie con el tronco del cuerpo erguido o semi-erguido
Acostado	Echado o tendido en alguna superficie
Comportamiento AGONÍSTICO	**Descripción de la conducta**
Evitar	Quitarse, desplazarse, alejándose ante la presencia o aproximación de otro individuo
Vocalizaciones	Emisión de sonidos por la boca
Cara de amenaza	Con la boca semi-abierta, los labios se retraen sin mostrar los dientes
Empujar	Con una o dos manos o patas, ejercer presión sobre el contrincante de manera que se le desplaza de su postura o de su lugar
Golpear	Azotar manos o puños en el cuerpo del contrincante
Persecución	Ir detrás de otro individuo
Morder	Colocar entre los dientes cualquier parte del cuerpo del contrincante
Prensión	Pellizcar con toda la mano al contrincante
Manotazo	Golpear con mano abierta al contrincante
Luchar	Abrazado al cuerpo del contrincante, sacudirlo de un lado a otro
Patear	Azotar con las patas el cuerpo del contrincante
Jalonar cuerpo	Sostener con manos los brazos del contrincante y sacudirlo o jalarlo
Arrebatar comida	Quitar comida de las manos del contrincante

ESTEREOTIPIAS	Descripción de la estereotipia
Pacing	Andar de un lado a otro
Head-weaving	Movimientos circulares de cabeza
Monta	Monta en exceso entre individuos del mismo sexo
Oral	Movimientos repetitivos de la lengua

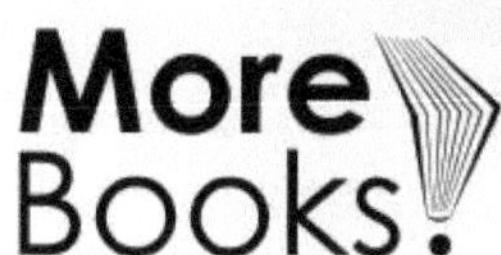

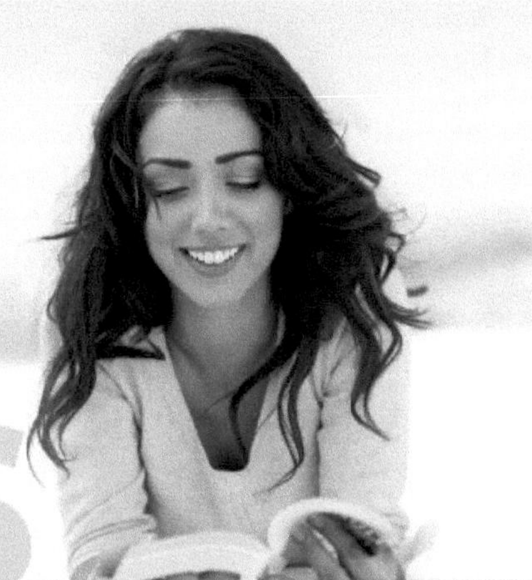

Buy your books fast and straightforward online - at one of world's fastest growing online book stores! Environmentally sound due to Print-on-Demand technologies.

Buy your books online at
www.morebooks.shop

¡Compre sus libros rápido y directo en internet, en una de las librerías en línea con mayor crecimiento en el mundo! Producción que protege el medio ambiente a través de las tecnologías de impresión bajo demanda.

Compre sus libros online en
www.morebooks.shop

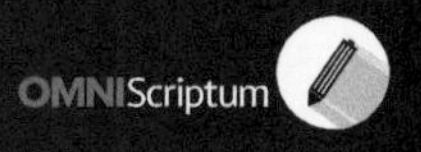

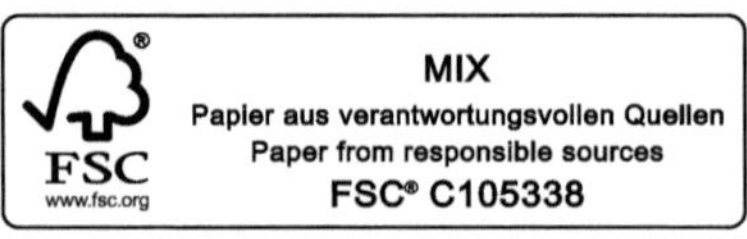

Printed by Books on Demand GmbH, Norderstedt / Germany